45 Ricette per ridurre i crampi muscolari:

Elimina i crampi muscolari con un'alimentazione mirata e con l'assunzione di vitamine

Di

Joe Correa CSN

COPYRIGHT

Questa pubblicazione è stata ideata per fornire informazioni autorevoli ed accurate sull'argomento al quale è dedicata. E' messa in vendita con la piena consapevolezza che né l'autore, né l'editore intendono offrire consulenze di tipo medico. Se necessitate di consulenza sanitaria, consultate il vostro medico. Questo libro deve essere considerato come una guida e non deve essere usato in modo da recare danno, in qualsiasi modo, alla vostra salute. Consultate un medico prima di iniziare questo piano nutrizionale ed accertatevi che sia giusto per voi.

RINGRAZIAMENTI

Questo libro è dedicato a tutti i miei amici e famigliari che hanno avuto problemi di salute, sia leggeri che gravi, affinché possano trovare i rimedi giusti ed effettuare i necessari cambiamenti nella propria vita.

45 Ricette per ridurre i crampi muscolari:

Elimina i crampi muscolari con un'alimentazione mirata e con l'assunzione di vitamine

Di

Joe Correa CSN

INDICE

SULL'AUTORE

Dopo anni di ricerca, sono sinceramente convinto degli effetti positivi che una corretta alimentazione può avere sul corpo e sulla mente. La mia formazione e la mia esperienza mi hanno aiutato a vivere in maniera più sana nel corso degli anni, e quello che ho imparato l'ho condiviso con la mia famiglia e con gli amici. Quanto più sarete informati sui benefici dell'alimentarsi e del bere in maniera sana, tanto più sarete invogliati a cambiare la vostra vita e le vostre abitudini alimentari.

L'alimentazione è una parte fondamentale per raggiungere l'obiettivo di una vita sana e longeva, perciò iniziate da subito. Il primo passo è il più importante ed il più significativo.

INTRODUZIONE

45 Ricette per ridurre i crampi muscolari: elimina i crampi muscolari con un'alimentazione mirata e con l'assunzione di vitamine

Di Joe Correa CSN

I crampi muscolari sono un'esperienza sgradevole che tutti abbiamo affrontato almeno una volta nella vita. Il terribile dolore in genere arriva all'improvviso e senza segnali di preavviso. Si tratta essenzialmente della contrazione di uno o più muscoli, causata dalla ripetuta infiammazione di neuroni e nervi. Ma se vi capita spesso di avere crampi muscolari significa che è il momento di imparare come risolvere questo problema e come trattarlo.

La disidratazione gioca un ruolo importante in questa condizione dolorosa. Gli atleti hanno spesso questo problema. Alcuni problemi di salute come il vomito o la diarrea creano uno squilibrio di elettroliti ed il risultato sono quegli antipatici crampi. **Uno dei modi migliori per controllare i crampi muscolari è quello di cambiare le proprie abitudini alimentari.**

Come sempre, molti problemi di salute possono essere risolti mettendo in cucina i cibi giusti. Una alimentazione povera e la mancanza di elementi nutritivi quali il calcio, il potassio, il magnesio e il sodio, sono alcune delle principali cause dei crampi muscolari. Apportare alcuni cambiamenti nel modo di mangiare è il primo passo verso la risoluzione di questo problema una volta per tutte.

Questo libro è una collezione di ricette fantastiche. Sono basate su integratori super nutrienti che preverranno e cureranno i crampi muscolari velocemente ed efficacemente. E' una collezione ideale per chi cerca di risolvere il problema con una dieta gustosa e non restrittiva.

Queste ricette sono estremamente ricche di diversi minerali e sono fondamentali per mantenere l'equilibrio dei liquidi del vostro corpo e per aiutarvi a normalizzare le contrazioni muscolari. Per esempio il "frullato di papaya e avocado", "l'insalata di vegetali", o lo "strudel vegetale" sono alcune delle ricette sorprendentemente deliziose che forniscono il giusto apporto di potassio e rappresentano la migliore scelta per prevenire i crampi muscolari. **La carenza di potassio è una delle cause più comuni dei crampi muscolari.** Anche la deliziosa ricetta "tranci di tonno" ha una deliziosa salsa di avocado che aiuta ad assorbire questo importante minerale.

E' dimostrato che anche le verdure, come le patate e la zucca, sono utili contro i crampi muscolari. Questo è esattamente quello che volevo condividere con voi con la mie eccezionali ricette "torta salata di patate", "muffin di zucca", e "zuppa di patate". Queste ricette vi dimostreranno che è possibile godersi un delizioso pranzetto ed allo stesso tempo aiutare la vostra salute!

Il sodio è un minerale essenziale che ha il compito di bilanciare la pressione sanguigna ed anche di mantenere il livello normale di liquidi nel corpo, degli impulsi nervosi e delle contrazioni muscolari. La fonte principale di sodio nella nostra dieta è il cloruro di sodio, meglio noto come sale da cucina. Cibi salati sono dappertutto, ma la grande quantità di sale contenuta nei cibi trattati può essere dannosa per la vostra salute. **Idealmente, si desidera mangiare cibi che contengono quantità di sodio naturale come il formaggio, il sedano, le carote, il pesce e le olive.**

In questo libro troverete molte ricette con formaggio cremoso che contengono quantità abbondanti di calcio. E' provato che questo importante minerale aiuta a prevenire i crampi muscolari.

I crampi muscolari non sono disturbi gravi. Possono essere trattati facilmente con una dieta appropriata. Questo libro vuole essere una guida per uno stile di vita più sano e ricco di gusto. Provte queste ricette e dimenticate i crampi muscolari una volta per tutte!

45 RICETTE PER RIDURRE I CRAMPI MUSCOLARI: ELIMINA I CRAMPI MUSCOLARI CON UN'ALIMENTAZIONE MIRATA E CON L'ASSUNZIONE DI VITAMINE

1.   Pie di patate

Ingredienti:

3 patate medie, sbucciate e tagliate a pezzetti

170gr di formaggio cheddar, sbriciolati

1 tazza di latte scremato

1 cipolla tagliata a dadini medi

½ cucchiaino di sale

¼ cucchiaino di pepe nero macinato

2 grandi uova

1 cucchiaio di olio vegetale

Preparazione:

Riscaldare il forno a 170 gradi

Unire le patate e il formaggio in una ciotola capiente. Mescolare bene e stendere su una teglia da forno precedentemente imburrata. Premere per ottenere una crosta sottile.

Unire le uova e la cipolla e mescolare bene. Versare sopra la pasta e cuocere per 45 minuti. Togliere dalla padella quando cotta, fate una prova inserendo un coltello nel centro, se ne esce pulito la pie è pronta. Mettere da parte a raffreddare per 5 minuti.

Spolverare la superficie con un po' di formaggio grattugiato per un maggiore apporto di calcio e servire!

Valori nutrizionali per porzione: calorie: 209, proteine: 17,6g, carboidrati: 26,8g, grassi: 10,3g

2.   Frullato di frutti di bosco

Ingredienti:

¼ di tazza di fragole tritate

¼ di tazza di lamponi surgelati

¼ di tazza di mirtilli surgelati

1 cucchiaio di miele

1 cucchiaino di succo di limone

Preparazione:

Unire tutti gli ingredienti in un frullatore e frullare fino ad ottenere un composto liscio. Trasferire in un contenitore di vetro.

Servire con cubetti di ghiaccio o mettere in frigorifero per un'ora prima di servire.

Valori nutrizionali per porzione: calorie: 163, proteine: 2,1g, carboidrati: 42,7g, grassi: 0,2 g

3.   Pasta al pesce persico

Ingredienti:

450gr di pesce persico deliscato e tagliato a dadini (si possono utilizzare anche altri pesci bianchi)

220gr di pasta

2 tazze di salsa di pomodoro

2 cucchiai di olio d'oliva

2 cucchiai di succo di limone

1 cucchiaino di aceto balsamico

1 spicchio d'aglio schiacciato

1 cucchiaino di condimento a base di verdure miste

2 cucchiai di prezzemolo fresco tritato

Preparazione:

Utilizzare le istruzioni riportate sulla confezione per preparare la pasta. Colare bene e mettere da parte.

Far scaldare l'olio in una grande padella a fuoco medio alto. Aggiungere l'aglio e far rosolare per 2 minuti, o fino a doratura. Aggiungere il pesce tritato e condito con pepe, il mix di verdure, e il succo di limone. Cuocere fino a quando il pesce è quasi pronto. Versare la salsa di pomodoro ed abbassare il fuoco. Far bollire per 10-15 minuti. Togliere dal fuoco.

Aggiungere la pasta nella padella. Mescolare bene per coprire la pasta con il sugo. Condire con aceto e prezzemolo fresco. Servire.

Valori nutrizionali per porzione: calorie: 277, proteine: 23,9g, carboidrati: 22,5 g, grassi: 10,2g

4.   Insalata di spinaci

Ingredienti:

220gr di spinaci, tagliati in grossi pezzi

229gr di fragole tagliate a metà

1 cipolla rossa di medie dimensioni affettata

1 cetriolo di medie dimensioni tagliato a fette

2 cucchiai di mandorle tritate

2 cucchiai di succo di limone

1 cucchiaio di aceto di mele

1 cucchiaio di olio d'oliva

1 cucchiaio di miele

¼ di cucchiaino di sale

Preparazione:

Unire il succo di limone, l'aceto, l'olio, il miele ed il sale in una ciotola. Mescolare bene e mettere da parte per permettere ai sapori di amalgamarsi.

Unire gli spinaci, le fragole, le cipolle, i cetrioli, e le mandorle in una grande insalatiera. Condire con il condimento e mescolare bene prima di servire.

Valori nutrizionali per porzione: calorie: 142, proteine: 4,3g, carboidrati: 21,7g, grassi: 7,2g

5.   Frullato di mirtillo e cioccolato

Ingredienti:

¼ di tazza di gocce di cioccolato

½ tazza di latte scremato

160gr di yogurt alla vaniglia

1 tazza di mirtilli freschi

Preparazione:

Unire tutti gli ingredienti in un frullatore. Miscelare per un minuto o fino a che il composto risulta liscio. Versare in contenitori di vetro ed aggiungere un po' di ghiaccio. È possibile utilizzare frutti di bosco surgelati al posto di ghiaccio.

Ricoprire di cioccolato fondente grattugiato.

Valori nutrizionali per porzione: calorie: 461, proteine: 13,1g, carboidrati: 71,7g, grassi: 10,3g

6.   Peperoncini banana

Ingredienti:

10 peperoni banana dolci

450gr di carne di manzo macinata

¼ di tazza di farina comune

½ tazza di formaggio svizzero a pezzettini

1 cipolla tritata di medie dimensioni

1 cucchiaino di olio vegetale

1 grande uovo

¼ cucchiaino di pepe nero macinato

Preparazione:

Riscaldare il forno a 170 gradi.

Scaldare l'olio in una padella larga a fuoco medio alto. Aggiungere la cipolla e soffriggere fino a doratura. Aggiungere la carne e cuocere fino a che il colore si fra brunito. Aggiungere il formaggio e cuocere per altri 2 minuti. Togliere dal fuoco e mettere da parte a raffreddare per un po'.

Pulire i peperoncini rimuovendo le parti superiori ed inferiori. Riempire i peperoni con il composto a base di carne.

Sbattere l'uovo e mescolarlo con il pepe in una terrina. Immergere i peperoni ripieni, impanare con farina, passare di nuovo nelle uova e impanare ancora.

Ungere la teglia con un po' di olio vegetale e posizionare i peperoni. Cuocere per circa 20 minuti.

Se lo gradite potere ricoprire di panna acida.

Valori nutrizionali per porzione: calorie: 385, proteine: 29,3g, carboidrati: 18,3g, grassi: 15,4g

7.   Zuppa di patate

Ingredienti:

3 patate medie pelate e schiacciate

3 cucchiai di parmigiano grattugiato

½ tazza di sedano tritato finemente

1 cucchiaino di prezzemolo fresco tritato finemente

1 cipolla di medie dimensioni, affettata

1 carota di medie dimensioni, affettata

350gr di brodo di pollo

100gr di latte scremato

1 cucchiaio di farina comune

1 cucchiaino di sale

Preparazione:

Unire tutti gli ingredienti in una pentola, ad eccezione del formaggio e del latte. Coprire con un coperchio e cuocere per 7 ore a fuoco moderato.

Unire la farina e il latte in una ciotola e frullare il tutto. Versare il tutto nella pentola e cospargere con il formaggio grattugiato. Cuocere per altri 20 minuti senza coperchio.

Servire calda.

Valori nutrizionali per porzione: calorie: 324, proteine: 5,3 g, carboidrati: 28,3g, grassi: 7,3g

8.   Croquet al salmone

Ingredienti:

350gr di salmone selvaggio, senza pelle e senza lische

3 cucchiai di pangrattato

2 fette di pane di grano duro

5 cucchiai di maionese

1 cipolla di medie dimensioni, tritata

1 piccolo peperone tritato

½ cucchiaino di sale

¼ cucchiaino di pepe nero macinato

Preparazione:

Riscaldare il forno a 200 gradi.

In una grande ciotola unire tutti gli ingredienti tranne il pangrattato. Mescolare bene. Usando le mani modellare bene le crocchette ed impanarle con il pangrattato.

Disporre della carta da forno su una teglia e posizionare le crocchette. Cuocere per circa 20 minuti e togliere dal forno.

Servire calde.

Valori nutrizionali per porzione: calorie: 137, proteine: 15,3g, carboidrati: 10,4g, grassi: 11,3g

9. Muffin alla zucca

Ingredienti:

2 tazze di impasto di zucca

1 tazza di farina di grano duro

¼ tazza di latte scremato

2 cucchiai di farina d'avena

2 grandi uova

½ tazza di succo di mela

¼ di tazza di uvetta

½ tazza di noci, tritate finemente

1 cucchiaino di lievito in polvere

1 cucchiaino di estratto di vaniglia

1 cucchiaio di burro

1 cucchiaino di bicarbonato di sodio

Preparazione:

Riscaldare il forno a 170 gradi.

Mescolare la farina, il lievito, l'avena ed il bicarbonato in una grande ciotola. Aggiungere l'impasto di zucca e mescolate per amalgamare bene il tutto. Mettere da parte.

A questo punto, unire in una ciotola l'uvetta, le noci, il latte, il burro, il succo di mela e l'estratto di vaniglia in una ciotola. Mescolare bene ed amalgamare. Combinare ora le due miscele e mescolare energicamente.

Riempire con la pastella gli stampi per muffin leggermente unti ed infornare.

Cuocere in forno per 25 minuti e sfornare. Lasciar raffreddare per circa 15 minuti e servire.

Ricoprire di cioccolato o cospargere di cannella.

Valori nutrizionali per porzione: calorie: 172, proteine: 2,4g, carboidrati: 38,8g, grassi: 8,9g

10.   Omelette con gouda affumicato

Ingredienti:

3 cucchiai di formaggio gouda affumicato e tagliato a pezzettini

1 uovo

4 albumi

1 cipolla medie dimensioni, affettata

1 cucchiaino di senape gialla

2 cucchiai di latte scremato

2 cucchiaini di olio vegetale

Preparazione:

Riscaldare 1 cucchiaio di olio in una padella larga a fuoco medio alto. Aggiungere la cipolla e soffriggere fino a doratura. È possibile aggiungere un cucchiaio di acqua per ottenere più sugo. Trasferire la cipolla in una ciotola e aggiungere la senape. Mettere da parte.

Riscaldare l'olio rimanente a fuoco medio. Nel frattempo unire il latte, le uova, e gli albumi. Sbattere bene e versare il composto nella padella. Cuocere fino a quando le uova sono quasi pronte. Spargere la cipolla e il formaggio Gouda sopra metà dell'omelette. Capovolgere le altre metà e cuocere per altri 2 minuti. Togliere dal fuoco e tagliare in porzioni. Servire.

Valori nutrizionali per porzione: calorie: 201, proteine: 13,5g, carboidrati: 18,7g, grassi: 8,8 g

11.   Zuppa di porri e carote

Ingredienti:

1 tazza di porri tritati

1 patata di medie dimensioni affettate

2 carote medie tagliate a fette

1 tazza di brodo di pollo

2 tazze di latte scremato

1 tazza di mais surgelato

2 cucchiai di prezzemolo fresco tritato

½ cucchiaino di sale

¼ cucchiaino di pepe nero macinato

Preparazione:

Mescolare insieme i porri, le patate e le carote in una grande pentola. Versare il brodo vegetale e cospargere di sale e pepe. Coprire con un coperchio e cuocere per circa 10-15 minuti o fino a cottura.

Aggiungere il mais e il latte e cuocere a fuoco lento per 5 minuti. Togliere dal fuoco e trasferire in un piatto di portata.

Cospargere con il prezzemolo e servire.

Valori nutrizionali per porzione: calorie: 241, proteine: 13,2g, carboidrati: 43,6g, grassi: 8,3g

12. Pesce gatto con noci

Ingredienti:

450gr di filetti di pesce gatto

1 tazza di noci tritate

½ tazza di latte scremato

1 cucchiaio di olio d'oliva

6 cucchiai di senape di Digione

1 cucchiaio di succo di limone

3 piccole patate, sbucciate e tagliate a cubetti

Preparazione:

Riscaldare il forno a 200 gradi.

Mettere le patate in una pentola di acqua bollente. Cospargere con polvere vegetale e cuocere fino a quando si ammorbidiscono. Colare e mettere da parte a raffreddare per un po'.

Unire la senape e il latte in una ciotola. Immergere i filetti di pesce nella miscela con le noci tritate ed impanare. Mettere i filetti su una teglia imburrata ed informare, cuocere in forno per 10-12 minuti. Sfornare e servite le con patate.

Irrorare le patate con il succo di limone e servire.

Valori nutrizionali per porzione: calorie: 438, proteine: 24,4g, carboidrati: 25,7g, grassi: 38,3g

13. Frullato di avocado e papaia

Ingredienti:

1 papaia tritata

½ avocado tritato

1 tazza di yogurt bianco, senza grassi

1 cucchiaino di estratto di noce di cocco

1 cucchiaino di semi di lino macinati

Preparazione:

Unire tutti gli ingredienti in un frullatore, tranne i semi di lino. Frullare per 1 minuto o fino ad ottenere un impasto liscio. Trasferire in contenitori di vetro con i semi di lino. Refrigerare 30 minuti prima di servire.

Valori nutrizionali per porzione: calorie: 380, proteine: 15,1g, carboidrati: 68,2g, grassi: 10,7 g

14.   Tranci di tonno

Ingredienti:

4 tranci di tonno, circa 150gr ciascuno

½ cucchiaino di scorza di limone finemente grattugiata

1 spicchio d'aglio schiacciato

2 cucchiai di olio d'oliva

1 cucchiaino di cumino macinato

1 cucchiaino di coriandolo macinato

¼ cucchiaino di pepe nero macinato

1 cucchiaio di succo di limone

Per la salsa di avocado:

1 cucchiaio di coriandolo fresco tritato

1 piccolo avocado, snocciolato, pelato e tritato

1 piccola cipolla rossa tritata finemente

Preparazione:

Togliere la pelle dai filetti di tonno, quindi risciacquare e asciugare con carta assorbente da cucina.

In una piccola ciotola, mescolare la scorza di limone, l'aglio, l'olio d'oliva, il cumino, il coriandolo e il pepe macinato per formare un impasto.

Distribuire la pastella sottilmente su entrambi i lati del tonno. Cuocere le bistecche di tonno per 5 minuti, girandole una volta, su un barbecue coperto, o in una bistecchiera leggermente, a fuoco alto, in più riprese se necessario. Cuocere per altri 4-5 minuti, colare su carta da cucina e trasferire in un piatto di portata.

Cospargere il pesce cotto di succo di limone e rametti di coriandolo fresco. Servire le bistecche di tonno con la salsa di avocado gusto, spicchi di limone e pomodoro.

Salsa di avocado:

Per preparare la salsa di avocado, sbucciare e tritare un piccolo avocado maturo. Aggiungervi 1 cucchiaio di succo di limone, 1 cucchiaio di coriandolo fresco tritato, 1 piccola cipolla rossa tritata, un po' di mango fresco e pomodoro. Aggiustare di sale.

Valori nutrizionali per porzione: calorie: 239, proteine: 42,3g, carboidrati: 0,5 g, grassi: 8,4g

15. Fagioli chili vegetariani

Ingredienti:

2 piccoli peperoncini rossi freschi tritato finemente

1 peperone verde di medie dimensioni tagliato a dadini

400gr di fagioli rossi, sciacquati

400gr di pomodori tagliati a cubetti

100gr di sugo di pomodoro per la pasta

1 cucchiaio di olio vegetale

2 spicchi d'aglio schiacciati,

Preparazione:

Scaldare l'olio in una casseruola e cuocere l'aglio, il peperoncino e la cipolla per 3 minuti, o fino a quando la cipolla è dorata.

Aggiungere gli altri ingredienti, portare ad ebollizione, poi abbassare la fiamma a fuoco lento per 15 minuti, o fino a quando si addensa.

Valori nutrizionali per porzione: calorie: 190, proteine: 9,4 g, carboidrati: 34,5g, grassi: 1,6 g

16. Strudel di verdure

Ingredienti:

1 grande melanzana

1 peperone rosso di medie dimensioni, tritato

3 zucchine tagliate a fette in lunghezza

2 cucchiai di olio d'oliva

6 fogli di pasta sfoglia

50gr di spinaci inglesi teneri

56gr di formaggio feta, tagliato a fette

Preparazione:

Tagliare le melanzane nel senso della lunghezza. Cospargere di sale e lasciar riposare per 20 minuti (per togliere l'amarognolo). Sciacquare bene e asciugare.

Tagliate il peperone a pezzi grossi piatti e disporre con la pelle rivolta verso l'alto su una griglia calda fino a quando la pelle annerisce e si stacca facilmente. Mettere in un sacchetto di plastica per alimenti, poi togliere la pelle. Spennellare le melanzane e le fette di zucchine con un po' di olio d'oliva e cuocere sulla griglia per 5-10 minuti, o fino a doratura. Mettere da parte a raffreddare. Riscaldare il forno a temperatura moderata, circa 170 gradi.

Spazzolare con un po' di olio un foglio di pasta alla volta, poi disporli l'uno sopra l'altro. Mettere metà delle fette di melanzana longitudinalmente lungo il centro della sfoglia e coprire con strati di zucchine, pepe, spinaci e formaggio feta. Ripetere gli strati fino ad esaurire tutte le zucchine e il formaggio. Premere le estremità dell'impasto ed arrotolare come un pacchetto. Spennellare leggermente con dell'olio, porre su una teglia e cuocere per 35 minuti, o fino a doratura.

Valori nutrizionali per porzione: calorie: 287, proteine: 16,3g, carboidrati: 38,2g, grassi: 2.8g

17.   Funghi prataioli ripieni

Ingredienti:

4 funghi prataioli di grandi dimensioni

30gr di burro

1 porro affettato

3 spicchi d'aglio schiacciati,

2 cucchiaini di semi di cumino

1 cucchiaino di coriandolo fresco macinato

¼ cucchiaino di peperoncino in polvere

2 pomodori medi tritati

2 tazze di verdure miste surgelate

½ tazza di riso bianco precotto

30gr di formaggio cheddar grattugiato,

¼ di tazza di formaggio parmigiano grattugiato

¼ di tazza di anacardi, tritati

Preparazione:

Riscaldare il forno a 200 gradi. Pulire i funghi con un tovagliolo di carta. Togliere i gambi e tritarli finemente.

Sciogliere il burro in una padella. Aggiungere i gambi dei funghi tritati e i porri e cuocere per 2-3 minuti, o fino a quando sono morbidi. Mescolare l'aglio, i semi di cumino, il coriandolo macinato e la polvere di peperoncino e cuocere per 1 minuto, o fino a quando il composto è fragrante.

Aggiungere il pomodoro e le verdure surgelate. Portare a ebollizione, abbassate la fiamma e far bollire a fuoco lento per 5 minuti. Incorporare il riso e mescolare bene.

Versare il composto nelle coppe dei funghi, cospargere con il formaggio cheddar e il parmigiano e cuocere per 15 minuti, o fino a quando il formaggio si è sciolto. Cospargere con gli anacardi e servire.

Valori nutrizionali per porzione: calorie: 180, proteine: 3,4g, carboidrati: 6,6 g, grassi: 3,7g

18.   Burger di ceci

Ingredienti:

400gr di ceci, immersi in acqua

1 tazza di lenticchie rosse

1 cucchiaio di olio vegetale

2 cipolle affettate,

1 cucchiaino di cumino macinato

1 cucchiaino di garam masala

1 grande uovo

¼ di tazza di prezzemolo fresco, tritato

2 cucchiai di coriandolo fresco macinato

170gr di pangrattato

Farina comune, per spolvero

Preparazione:

Versare le lenticchie in una grande pentola di acqua bollente e lasciar cuocere per 8 minuti, o finché sono tenere. Colare bene. Scaldate l'olio in una padella e cuocere la cipolla per 3 minuti, o fino a quando si ammorbidisce. Aggiungere le spezie macinate e mescolate fino a rendere fragrante il composto e raffreddarlo leggermente.

Mettere i ceci, le uova, il composto di cipolla e metà delle lenticchie in un frullatore. Azionare per 20 secondi, o fino ad ottenere un composto liscio. Trasferire in una ciotola. Versare le lenticchie rimanenti, il prezzemolo, il coriandolo e il pangrattato. Mescolare bene. Dividere in 10 porzioni.

Con le porzioni formare polpette tonde. (Se l'impasto è troppo morbido, raffreddare per 15 minuti o fino a quando si rassoda). Versare le polpette nella farina e togliere quella in eccesso. Mettere sulla griglia calda leggermente unta o su una piastra. Fate cuocere per 3-4 minuti per lato o fino a doratura.

Valori nutrizionali per porzione: calorie: 127, proteine: 5,4 g, carboidrati: 24,6g, grassi: 1,3g

19. Couscous del Marocco

Ingredienti:

2 cucchiai di olio d'oliva

2 spicchi d'aglio schiacciato

1 piccolo peperoncino rosso, tagliato a dadini

1 porro, tagliato a fettine sottili

2 finocchi piccoli, a fette

2 cucchiaini di cumino macinato

1 cucchiaino di coriandolo macinato

1 cucchiaino di curcuma macinata

1 cucchiaino di garam masala

300gr di patate dolci, tritate

2 pastinache tagliate a fettine

1½ tazze di brodo vegetale

2 zucchine, tagliate finemente

220gr di broccoli, tagliati a pezzetti

2 pomodori, pelati e tritati

1 peperone rosso, tritato

400gr di ceci, colati

2 cucchiai di foglie di prezzemolo tritate

2 cucchiai di pesto di timo limone fresco

Couscous:

1¼ di tazze di cuscus pronto

30gr di burro

1 tazza di brodo vegetale caldo

Preparazione:

Scaldare l'olio in una padella larga e aggiungere l'aglio, il peperoncino, i porri ed i finocchi. Cuocere a fuoco medio per 10 minuti, o fino a quando il porro e finocchio si sono scuriti, ammorbiditi e dorati.

Aggiungere il cumino, il coriandolo, la curcuma, la garam masala, le patate dolci e le pastinache. Cuocere per 5 minuti, mescolando le verdure con le spezie. Aggiungere il brodo vegetale e far cuocere, coperto, per 15 minuti. Incorporare le zucchine, i broccoli, il pomodoro, il peperone ed i ceci. Fate cuocere, coperto, per 30 minuti, o fino a quando le verdure sono tenere. Aggiungere le erbe.

Mettere il couscous ed il burro in una ciotola. Versare il brodo e lasciare assorbire per 5 minuti. Mescolare delicatamente con una forchetta per separare i chicchi. Servire il couscous a 'nido' su ogni piatto e porre nel mezzo le verdure piccanti.

Valori nutrizionali per porzione: calorie: 219, proteine: 6,5g, carboidrati: 40g, grassi: 3g

20. Arrosto alle noci

Ingredienti:

2 cucchiai di olio d'oliva

1 cipolla grande, tagliata a dadini

2 spicchi d'aglio, schiacciato

280gr di funghi prataioli, tritati finemente

180gr di anacardi

180gr di noci

1 tazza di formaggio cheddar grattugiato

¼ di tazza di parmigiano fresco grattugiato

1 uovo, leggermente sbattuto

2 cucchiai di erba cipollina fresca tritata

1 tazza di pangrattato integrale fresco

Salsa di pomodoro:

2 cucchiai d'olio d'oliva

1 cipolla tritata finemente

1 spicchio d'aglio, schiacciato

13 pomodori alla griglia tritati

1 cucchiaio di concentrato di pomodoro

1 cucchiaino di zucchero semolato

Preparazione:

Ungere una teglia 13cm x 20cm e disporre sul fondo della carta da forno. Scaldare l'olio in una padella e aggiungere la cipolla, l'aglio e funghi. Soffriggere a fuoco lento, quindi lasciare raffreddare.

Tritare finemente e noci in un frullatore, ma non tritarle troppo. Riscaldare il forno a 170 gradi.

Mescolare le noci, la miscela di funghi, il formaggio, le uova, l'erba cipollina e il pane grattugiato. Disporre bene il composto nella teglia e cuocere per 15 minuti, o fino a che prende consistenza. Lasciare nella teglia per 5 minuti prima di tirarlo fuori.

Per la salsa, scaldare l'olio in una padella e aggiungere la cipolla e l'aglio. Friggere per 5 minuti, o fino a quando si ammorbidiscono senza prendere il colore brunito. Aggiungere la polpa di pomodoro, il concentrato di pomodoro, lo zucchero e 1/3 di tazza di acqua. Fate bollire per 3-5 minuti, o fino a quando la salsa si è un po' addensata. Aggiustare di sale e pepe. Servire la salsa di pomodoro con l'arrosto di noci tagliato a fette.

Valori nutrizionali per porzione: calorie: 297, proteine: 12g, carboidrati: 24g, grassi: 14g

21. Ceci in salsa di pomodoro

Ingredienti:

2 tazze di ceci

1 piccola cipolla, tritata

2 spicchi d'aglio, schiacciato

2 cucchiai di prezzemolo fresco tritato

1 cucchiaio di coriandolo fresco tritato

2 cucchiaini di cumino macinato

½ cucchiaino di lievito in polvere

Olio per friggere

Hummus:

400gr di ceci

2-3 cucchiai di succo di limone

2 cucchiai di olio d'oliva

2 spicchi d'aglio, schiacciato

3 cucchiai di tahina

Salsa di Pomodoro:

2 pomodori, pelati e tritati finemente

¼ di cetriolo tritato

½ peperone verde, tritato finemente

2 cucchiai di prezzemolo fresco tritato

1 cucchiaino di zucchero

2 cucchiaino di salsa chilli

il succo di 1 limone e scorza grattugiata

Preparazione:

Mettere a bagno i ceci in 3 tazze di acqua per almeno 4 ore. Colare e frullare in un frullatore per 30 secondi, o fino a che i ceci sono macinati finemente.

Aggiungere la cipolla, l'aglio, il prezzemolo, il coriandolo, il cumino, il lievito e 1 cucchiaio di acqua, e frullare per 10 secondi, o fino a quando il composto forma una pasta ruvida. Coprire e mettere da parte per 30 minuti.

Per preparare l'hummus, posizionare i ceci colati, il succo di limone, l'olio e l'aglio in un frullatore. Frullare per 20-30 secondi, o fino ad ottenere un composto liscio. Aggiungere il tahini e frullare per altri 10 secondi.

Per fare la salsa di pomodoro, mescolare gli ingredienti e condire con abbondante pepe nero appena macinato.

Formare delle palline con un cucchiaio colmo del composto. Far uscire l'acqua in eccesso. Riscaldare l'olio in una casseruola profonda, fino a quando il cubo di pane si abbrustolisce in 15 secondi. Immergere le palline di falafel nell'olio in gruppi di cinque. Fate cuocere per 3-4 minuti per ogni gruppo. Quando sono ben rosolate, rimuovere con un grande mestolo forato. Colare su della carta assorbente e servire calde o fredde con pane libanese, hummus e salsa di pomodoro.

Valori nutrizionali per porzione: calorie: 150, proteine: 3,9g, carboidrati: 15,2g, grassi: 6g

22.   Frittata di patate al vapore

Ingredienti:

1 cucchiaio di olio d'oliva

2 spicchi d'aglio schiacciato

1 piccola cipolla rossa tritata

1 piccolo peperone rosso, tritato

450gr di arrosto, patate bollite o al vapore, tagliate a fettine sottili

¼ di tazza di prezzemolo fresco tritato

6 uova, leggermente sbattute

¼ di tazza di parmigiano grattugiato

Preparazione:

Scaldare l'olio in una grande padella antiaderente. Aggiungere l'aglio, la cipolla ed i pepe e mescolare a fuoco medio per 2-3 minuti. Aggiungere le fette di patate e cuocere per altri 2-3 minuti. Mescolare il prezzemolo e disporre la miscela in modo uniforme nella padella.

Sbattere le uova con 2 cucchiai di acqua, versare nella padella e cuocere a fuoco medio per 15 minuti, senza bruciare la base.

Alzare il fuoco ad alta temperatura. Spargere il parmigiano sopra la frittata e cuocere per pochi minuti per affinché l'uovo prenda colore. Tagliare in spicchi di servire.

Valori nutrizionali per porzione: calorie: 208, proteine: 11g, carboidrati: 17g, grassi: 10g

23.   Salsicce di fagioli cannellini

Ingredienti:

1 cucchiaio di olio di girasole

1 piccola cipolla tritata finemente

50gr di funghi tritati finemente

½ peperone rosso, senza semi e tritato

400gr di fagioli cannellini, sciacquati e colati

100gr di pangrattato fresco

100gr di formaggio Cheddar, grattugiato

1 cucchiaino di erbe miste secche

1 tuorlo d'uovo

farina per impanare

Olio da cucina

Preparazione:

Scaldare l'olio in una padella e cuocere la cipolla, i funghi e il pepe rosso fino a quando il tutto si ammorbidisce.

Schiacciare i fagioli cannellini in una grande ciotola. Aggiungere la cipolla tritata, i funghi, la miscela di peperoncino e il pangrattato, il formaggio, le erbe e il tuorlo d'uovo e mescolare bene.

Impastare il composto con le mani e dare la forma di otto salsicce.

Impanare ogni salsiccia nella farina. Mettere in frigorifero per almeno 30 minuti.

Porre le salsicce su un foglio di carta oleata sopra un barbecue ed impostare le braci ad una temperatura media 15-20 minuti, girandole e bagnandole spesso con l'olio, fino alla doratura.

Dividere nel mezzo i rotoli di pane e inserire uno strato di cipolle fritte. Mettere le salsicce nei rotoli e servire.

Valori nutrizionali per porzione: calorie: 213, proteine: 8g, carboidrati: 19g, grassi: 12g

24.   Frittata di zucca gratinata

Ingredienti:

3 cucchiai di olio d'oliva

1 cipolla tritata finemente

1 piccola carota, grattugiata

1 piccola zucchina grattugiata

1 tazza di zucca grattugiata

i1/3 di tazza formaggio Cheddar tagliato a piccoli dadini

5 uova, leggermente sbattute

Preparazione:

Scaldare 2 cucchiai di olio in una padella e cuocere la cipolla per 5 minuti, o fino a quando si ammorbidisce. Aggiungere le carote, le zucchine e la zucca e cuocere a fuoco lento, coperto, per 3 minuti. Trasferire in una ciotola e lasciare raffreddare. Incorporare il formaggio ed abbondante sale e pepe. Aggiungere le uova.

Scaldare l'olio rimanente in una piccola padella antiaderente. Aggiungere la miscela della frittata e agitare la padella per diffondere in modo uniforme. Abbassare al minimo e cuocere per 15-20 minuti, o fino a quando è quasi pronta. Inclinare la padella e sollevare i bordi di tanto in tanto per permettere all'uovo crudo di fluire sotto. Brunire la parte superiore nel forno preriscaldato. Tagliare a spicchi e servire subito.

Valori nutrizionali per porzione: calorie: 114, proteine: 10g, carboidrati: 6g, grassi: 5g

25. piedini colorati

Ingredienti:

1 peperone rosso senza semi

1 peperone giallo senza semi

1 peperone verde senza semi

1 piccola cipolla

8 pomodorini

100gr di funghi selvatici

Olio aromatizzato:

6 cucchiai di olio d'oliva

1 spicchio d'aglio schiacciato

½ cucchiaino di erbe secche miste

Preparazione:

Tagliare i peperoni rossi, gialli e verdi in pezzi da 2 cm e mezzo. Sbucciare la cipolla e tagliare a spicchi, lasciando alla fine intatta solo radice intatta per tenerne insieme le parti.

Infilare le parti di peperone, gli spicchi spicchi di cipolla, i pomodori ed i funghi sugli spiedini, alternando i colori dei peperoni.

Per preparare l'olio aromatizzato, mescolare l'olio d'oliva con l'aglio e le erbe miste in una piccola ciotola. Spennellare la miscela a piacere sopra gli spiedini.

Cuocere gli spiedini sulla brace a temperatura media per 10-15 minuti, spennellare con l'olio aromatizzato girando spesso gli spiedini.

Trasferire gli spiedini di verdure su un piatto di portata riscaldato.

Valori nutrizionali per porzione: calorie: 257, proteine: 3g, carboidrati: 26g, grassi: 16g

26.   Spicchi di patate all'aglio

Ingredienti:

3 grandi patate lavate

4 cucchiai di olio d'oliva

di cucchiai di burro

2 spicchi d'aglio tritati

1 cucchiaio di rosmarino fresco tritato

1 cucchiaio di prezzemolo fresco tritato

1 cucchiaio di timo fresco

Sale e pepe

Preparazione:

Portare una grande pentola di acqua ad ebollizione, aggiungere le patate e far bollire per 10 minuti. Colare le patate, passare sotto l'acqua fredda e colarle di nuovo a fondo.

Trasferire le patate su un tagliere. Quando si sono abbastanza raffreddate, tagliarle a grossi spicchi senza pelarle.

Scaldare l'olio, il burro e l'aglio in una piccola casseruola. Cuocere delicatamente fino a che l'aglio avrà preso colore, quindi rimuovere la padella dal fuoco.

Mescolare le erbe, sale e pepe quanto basta e versare nella pentola.

Spennellare generosamente l'aglio caldo e la miscela di erbe sugli spicchi di patate bolliti.

Cuocete le patate sulla griglia per 10-15 minuti, spennellare a piacimento la restante miscela di aglio ed erbe, o fino a quando gli spicchi di patate sono appena teneri.

Trasferire gli spicchi di patate all'aglio su un piatto di portata caldo e servire come antipasto o contorno.

Valori nutrizionali per porzione: calorie: 336, proteine: 3,9g, carboidrati: 32,4g, grassi: 26,8g

27.   Risotto allo zafferano

Ingredienti:

Un abbondante pizzico di zafferano di buona qualità in fili

mezzo litro di acqua bollente

1 cucchiaino di sale

di cucchiai di burro 2

2 cucchiai di olio d'oliva

1 grossa cipolla tritata molto finemente

3 cucchiai di pinoli

330gr di riso a grani lunghi

50gr di uva sultanina

6 baccelli di cardamomo verde dai gusci leggermente schiacciati

6 chiodi di garofano

Pepe

Coriandolo fresco ben tritato o prezzemolo per guarnire

Preparazione:

Tostare i fili di zafferano in una padella asciutta a fuoco medio, mescolando, per 2 minuti, fino a che emanano aroma. Metterli subito su un piatto.

Versare l'acqua bollente in una brocca, aggiungere lo zafferano e il sale e lasciare in infusione per 30 minuti.

Sciogliere il burro e l'olio in una padella a fuoco medio alto. Aggiungere la cipolla. Cuocere per circa 5 minuti, mescolando.

Abbassare il fuoco, unire i pinoli e le cipolle e continuare la cottura per 2 minuti, mescolando, fino a quando i pinoli cominciano a dorarsi. Fare attenzione a non bruciarli.

Mescolare il riso e versarvi l'olio. Mescolare per 1 minuto, quindi aggiungere l'uvetta, i baccelli di cardamomo ed i chiodi di garofano. Versare l'acqua allo zafferano e portare ad ebollizione. Abbassare la fiamma, coprire e cuocere per 15 minuti senza rimuovere il coperchio.

Togliere dal fuoco. Lasciar riposare per 5 minuti senza scoprire. Togliere il coperchio e verificare che il riso sia tenero e che il liquido sia stato assorbito e che la superficie sia leggermente increspata.

Mantecare il riso e regolare il condimento. Aggiungere le erbe e servire.

Valori nutrizionali per porzione: calorie: 347, proteine: 5g, carboidrati: 60g, grassi: 11g

28.   Pollo arrosto allo zenzero

Ingredienti:

4 petti di pollo disossato e senza la pelle

2 cucchiai di pasta di curry

1 cucchiaio di olio di girasole, ed un poco per la cottura

1 cucchiaio di zucchero di canna

1 cucchiaino di zenzero in polvere

½ cucchiaino di cumino macinato

Crema allo yogurt:

¼ di cetriolo

sale

½ tazza di yogurt magro naturale

¼ di cucchiaino di peperoncino in polvere

Preparazione:

Mettere i petti di pollo tra due fogli di carta da forno o di pellicola trasparente. Appiattirli con un pesta carne. Mescolare la pasta di curry, l'olio, lo zucchero di canna, lo zenzero ed il cumino in una piccola ciotola. Stendere il composto su entrambi i lati del pollo e poi mettere da parte.

Per preparare la crema allo yogurt, sbucciare il cetriolo e togliere i semi con un cucchiaio. Grattugiare la polpa del cetriolo, cospargere di sale, metterlo in un colino e lasciare riposare per 10 minuti. Risciacquare il sale e spremere l'acqua residua schiacciando il cetriolo con la base di un bicchiere o il dorso di un cucchiaio. In una piccola ciotola, mescolare il cetriolo grattugiato con lo yogurt naturale e aggiungete il peperoncino in polvere. Lasciare raffreddare fino a quando necessario.

Trasferire i pezzi di pollo su una griglia precedentemente unta e cuocere sulle braci per 10 minuti girandoli una volta.

Servire il pollo con sopra la crema allo yogurt.

Valori nutrizionali per porzione: calorie: 228, proteine: 28g, carboidrati: 12 g, grassi: 8g

29. Mele ripiene di noci e ciliegie

Ingredienti:

4 mele medie da cuocere

2 cucchiai di noci tritate

2 cucchiai di mandorle tritate

2 cucchiai di zucchero scuro muscovado

2 cucchiai di ciliegie tritate

2 cucchiai tritato di zenzero cristallizzato

4 di cucchiai burro

panna liquida o yogurt naturale per guarnire

Preparazione:

Con un coltello affilato svuotare in modo che non si aprano durante la cottura.

Per il ripieno mescolare in una piccola ciotola le noci, le mandorle, lo zucchero, le ciliegie e lo zenzero.

Riempire ogni mela con il composto spingendo verso il basso la polpa di mela e disporre un po' del del composto di riempimento sulla parte superiore di ogni mela.

Posizionare le mele sopra un foglio di carta da forno spessa, imburrata generosamente. Avvolgere il foglio in modo che ogni mela sia completamente coperta.

Grigliare i pacchi contenenti le mele sulle braci per circa 25-30 minuti, o finché sono tenere.

Trasferire le mele su un piatto di portata caldo. Servire con panna montata o uno strato di yogurt naturale.

Valori nutrizionali per porzione: calorie: 294, proteine: 3g, carboidrati: 31g, grassi: 18g

30.   Crema dessert alla banana

Ingredienti:

4 banane

2 frutti della passione

4 cucchiai di succo d'arancia

4 cucchiai di liquore al gusto d'arancia

Crema di guarnizione:

150gr di panna

3 cucchiai di zucchero a velo

2 cucchiai di liquore al gusto di arancia

Preparazione:

Per preparare la crema al gusto di arancia versare la panna in una ciotola e cospargere di zucchero a velo. Frullare il composto fino a quando non è montato. Versare con cura il liquore al gusto di arancia e raffreddare in frigorifero.

Sbucciare le banane e disporle ciascuna su un foglio di carta stagnola.

Tagliare il frutto della passione a metà e spremere il succo di ciascuna metà su ogni banana. Versarvi sopra il succo d'arancia e il liquore. Piegare il foglio con cura sulla parte superiore delle banane in modo che siano completamente circondate.

Posizionare i pacchi su una teglia da forno e cuocere per 10-15 minuti, o fino a quando il contenuto è appena tenero (provare inserendo uno stuzzicadenti). Trasferire i pacchetti caldi sul piatto di portata. Aprire i pacchetti di stagnola e servire subito con la crema al gusto di arancia.

Valore nutrizionale per porzione: calorie: 380, proteine: 2g, carboidrati: 43g, grassi: 19g

31.   Crema di lenticchie rosse

Ingredienti:

2 cucchiai di burro

2 spicchi d'aglio schiacciati,

1 cipolla tritata

½ cucchiaino di curcuma

1 cucchiaino di garam masala

¼ di cucchiaino di peperoncino in polvere

1 cucchiaino di cumino macinato

900gr di polpa di pomodoro

200gr di lenticchie rosse

2 cucchiaini di succo di limone

1 litro di brodo vegetale

300ml di latte di cocco

Sale e pepe

Per guarnire:

coriandolo fresco tritato

Fette di limone

Preparazione:

Sciogliere il burro in una grande casseruola. Aggiungere l'aglio e la cipolla e soffriggere, mescolando, per 2-3 minuti. Aggiungere la curcuma, il garam masala, la polvere di peperoncino e il cumino e cuocere per altri 30 secondi.

Tagliare i pomodori e mescolarli nella padella con le lenticchie rosse, il succo di limone, il brodo vegetale ed il latte di cocco e portate ad ebollizione.

Ridurre il fuoco al minimo e far cuocere la zuppa, scoperta, per circa 25-30 minuti fino a quando le lenticchie sono tenere e cotte.

Aggiustare di sale e pepe e versare la zuppa in ciotole calde. Guarnire con coriandolo e fettine di limone tritate e servite subito con pane naan caldo.

Valori nutrizionali per porzione: calorie: 284, proteine: 16g, carboidrati: 38g,

32.   Zuppa di pollo

Ingredienti:

350gr di pollo tritato

1 cucchiaio di salsa di pomodoro

1 cucchiaino di radice fresca di zenzero grattugiata

1 spicchio d'aglio tritato finemente

2 cucchiaini di sherry

2 cipollotti tritati

1 cucchiaino di olio di sesamo

1 albume d'uovo

½ cucchiaino di farina di mais

½ cucchiaino di zucchero

35 sfoglie di wonton

1 litro di brodo di pollo

1 cipollotto tagliuzzato

1 carota piccola tagliata a fettine sottili

Preparazione:

Mettere il pollo, lo zenzero, l'aglio, lo sherry, i cipollotti, l'olio di sesamo, l'albume, la farina di mais e lo zucchero in una ciotola e mescolare bene. Mettere un cucchiaino di ripieno al centro di ogni sfoglio wonton. Inumidire i bordi. Chiuderli per formare un sacchetto ed avvolgere il ripieno.

Cuocere gli involtini wonton in acqua bollente per 1 minuto o fino a quando galleggiano in superficie. Togliere dall'acqua con un mestolo forato.

Versare il brodo di pollo in una casseruola e portate ad ebollizione. Aggiungere la cipolla, la carota ed i wonton alla zuppa. Cuocere a fuoco lento per 2 minuti, quindi servire.

Valori nutrizionali per porzione: calorie: 101, proteine: 14g, carboidrati: 3g, grassi: 4g

33.   Spiedini di pomodoro

Ingredienti:

450gr di lombata

16 pomodorini

16 grandi olive verdi snocciolate,

Sale e pepe nero appena macinato

focacce, per servire

4 cucchiai di olio d'oliva

1 cucchiaio di aceto di sherry

1 spicchio d'aglio schiacciato

1 cucchiaio di olio d'oliva

1 spicchio d'aglio, schiacciato

6 pomodori perini, pelati, senza i semi e tritati

2 olive verdi, snocciolate e affettate

1 cucchiaio di prezzemolo fresco tritato

1 cucchiaio di succo di limone

Preparazione:

Togliere il grasso dalla carne e tagliarla in circa 24 pezzetti. Infilzare la carne in 8 spiedini, alternandola con pomodorini e le olive snocciolate intere.

Per preparare l'intingolo unire in una ciotola l'olio, l'aceto, l'aglio, il sale ed il pepe a piacimento.

Per fare la crema di pomodoro fresco, scaldare l'olio in una piccola casseruola e cuocere la cipolla e l'aglio per 3-4 minuti fino a quando si ammorbidisce. Aggiungere i pomodori e le olive affettate e cuocere per 2-3 minuti fino a quando i pomodori sono un po' ammorbiditi. Mescolare il succo di limone ed il prezzemolo e condire con sale e pepe a piacimento. Mettere da parte e tenere in caldo.

Cuocere gli spiedini su una griglia per 5-10 minuti, bagnandoli e girarandoli di frequente. Servire con il sugo di pomodoro e le fette di focaccia.

Valori nutrizionali per porzione: calorie: 166, proteine: 12g, carboidrati: 1g, grassi: 12g

34. Maiale con riso

Ingredienti:

400gr di filetto di maiale magro

3 cucchiai di marmellata di arance

la scorza grattugiata e il succo di 1 arancia

1 cucchiaio di aceto di vino bianco

1 cucchiaino di salsa di tabasco

Sale e pepe

1 cucchiaio di olio d'oliva

1 piccola cipolla tritata

1 piccolo peperone verde, senza semi e tagliat0 a fette sottili

1 cucchiaio di farina di mais

150ml di succo d'arancia

Contorno:

Riso bollito

foglie di insalata mista

Preparazione:

Posizionare un grosso pezzo di carta stagnola su un piatto. Mettere il filetto di maiale al centro del foglio e condire a piacimento. Scaldare in un pentolino la marmellata, la scorza d'arancia e succo di frutta, l'aceto e salsa, mescolando, fino a quando la marmellata si scioglie e gli ingredienti si amalgamano. Versare il composto sopra il maiale e avvolgere la carne con la stagnola. Sigillare bene il pacco in modo che il succo della frutta non evapori. Mettere sulle braci e cuocere per 25 minuti, girando di tanto in tanto il pacco.

Per la salsa, scaldare l'olio in una padella e cuocere la cipolla per 2-3 minuti. Aggiungere il pepe e cuocere per 3-4 minuti. Togliere la carne di maiale dalla stagnola e disporla sulla griglia. Versare il sugo nella padella. Continuare a cuocere la carne di maiale per altri 10-20 minuti, girando, fino a cottura completa e a doratura.

In una ciotola, mescolare la farina di mais in una pasta con un po' di succo d'arancia. Aggiungere il sugo al fondo di cottura rimanente. Cuocere, mescolando, fino a quando non si addensa. Tagliare la carne di maiale versarvi sopra la salsa e servire con riso e foglie di insalata.

Valori nutrizionali per porzione: calorie: 230, proteine: 19g, carboidrati: 16g, grassi: 9g

35.   Croissant francesi

Ingredienti:

900gr di farina

1 confezione piccola di lievito in polvere

2 cucchiaini di sale

5 cucchiai d'olio 5

1 uovo intero

1 tazza e mezza di latte

1 tazza di acqua

1 tazza di burro

1 tuorlo d'uovo

1 tazza di crema di cacao biologico

Preparazione:

In una piccola ciotola unire il lievito con 1/2 tazza di latte caldo, 1 cucchiaino zucchero e 1 cucchiaino di farina. Lasciare riposare per circa 30 minuti. Unire il lievito con gli altri ingredienti e fare un impasto liscio. Formare 16 piccole ciotole e stendere la pasta.

Mettere 1 cucchiaio di crema al cacao al centro di ogni croissant a arrotolare.

Riscaldare il forno a 200 gradi e cuocere i cornetti per circa 15 minuti.

Nel frattempo, unire 1 uovo e 1 tuorlo in una ciotola. Stendere l'uovo con un pennello da cucina, sopra ogni cornetto prima di togliere dal forno.

Valori nutrizionali per porzione: calorie: 491, proteine: 10g, carboidrati: 59g, grassi: 23,5g

36.   Risotto ai frutti di mare con curcuma

Ingredienti:

1 tazza di riso

1 tazza di pesce misto fresco

½ tazza di piselli cotti

1 pomodoro piccolo

½ peperone tritato

1 cucchiaio di curcuma macinata

Sale quanto basta

Preparazione:

Bollire il mix di pesce per circa 3-4 minuti. Colare e mettere da parte.

Aggiungere una tazza di riso e 3 tazze di acqua in una pentola profonda. Portare ad ebollizione e cuocere per circa 10 minuti, o fino a quando la metà dell'acqua è evaporata.

Nel frattempo, sbucciare e tritare finemente il peperone, il pomodoro ed il peperone. Mescolare con piselli in una ciotola e condire con sale.

Unire questa miscela con il riso, aggiungere il mix di frutti di mare, un cucchiaio di curcuma macinata e cuocere fino a quando tutta l'acqua è evaporata. Si può servire con un po' di parmigiano grattugiato.

Valori nutrizionali per porzione: calorie: 198, proteine: 4,8g, carboidrati: 42,7g, grassi: 0,6 g

37.   Insalata di ceci e lenticchie con succo di limone fresco

Ingredienti:

½ tazza di lenticchie cotte

½ tazza di ceci cotti

½ cipolla rossa tritata finemente

1 tazza di lattuga, tritata finemente

3 cucchiai di succo di limone fresco

2 cucchiai di olio d'oliva

Preparazione:

In primo luogo si dovrà cuocere le lenticchie. Per tazza di lenticchie secche è necessaria 1 tazza e ½ di acqua, perché le lenticchie raddoppieranno le loro dimensioni. Portare ad ebollizione, abbassare il fuoco e far cuocere per circa 15-20 minuti, o fino a quando le lenticchie sono morbide. Togliere dal fuoco e lasciar raffreddare per un po'.

Mettere tutti gli ingredienti in una ciotola e mescolare bene. Prima di servire, aggiungere tre cucchiai di succo di limone fresco e due cucchiai di olio d'oliva. Mescolare bene per condire.

Valori nutrizionali per porzione: calorie: 246, proteine: 11,3g, carboidrati: 31,5g, grassi: 8,9g

38. Polenta veloce fatta in casa

Ingredienti:

470gr di farina di mais

5 tazze di acqua

5 cucchiai di olio d'oliva

Un pizzico di sale

Preparazione:

Versare in una pentola le cinque tazze di acqua e portare ad ebollizione. Aggiungere il sale, l'olio d'oliva e abbassare a fuoco a medio. Versare lentamente la farina di mais e mescolare piano con la frusta. Cuocere fino a quando il composto si addensa, mescolando spesso. Togliere dal fuoco e servire.

Valori nutrizionali per porzione: calorie: 334, proteine: 4,8g, carboidrati: 52,9g, grassi: 12,7g

39. Insalata magra di patate con olio d'oliva

Ingredienti:

2 patate medie, bollite

5 cipollotti, tritati finemente

1 piccola cipolla rossa, pelata ed affettata

Olio di oliva quanto basta

Sale quanto basta

Pepe quanto basta

Preparazione:

Far bollire le patate. Sbucciarle e lavarle accuratamente. Tagliarle e trasferirle in una pentola profonda. Aggiungere solo acqua sufficiente a coprirle. Portare ad ebollizione e cuocere per circa 15 minuti, o fino a quando le patate si saranno ammorbidite. Togliere dal fuoco e versare. Lasciar raffreddare per un po'.

Nel frattempo, preparare le cipolle. Togliere le radici le foglie esterne. Tritare finemente e mescolare con le patate.

Sbucciare e affettare la cipolla. Aggiungere al resto. Condire con olio, sale e pepe a piacere. È possibile aggiungere qualche goccia di succo di limone fresco, se lo si desidera.

Servire freddo.

Valori nutrizionali per porzione: calorie: 259, proteine: 3.1g, carboidrati: 26.3g, grassi: 17g

40.   Insalata alle mandorle

Ingredienti:

½ pera tagliata a fette

1 kiwi, pelato e tagliato a fette

Alcuni pomodorini tagliati a metà

½ tazza di frutti di bosco

½ tazza di frutta secca

½ peperone verde a fette

Per il condimento:

2 cucchiai di miele

¼ di tazza di succo di limone fresco

1 cucchiaino di senape

Preparazione:

Mescolare con una forchetta il succo di limone verde, la senape ed il miele.

In una grande ciotola unire le verdure e aggiungere il condimento. Mescolare bene per amalgamare.

Se non amate molto mescolare frutta e verdura, si possono tranquillamente togliere le verdure e creare una bella macedonia di frutta. In questo caso si dovrebbe sostituire anche il condimento di senape con qualche goccia di succo di limone fresco e zucchero.

Valori nutrizionali per porzione: calorie: 135, proteine: 1,9g, carboidrati: 33,4g, grassi: 0,9 g

41.   Sgombro con patate e verdure

Ingredienti:

4 sgombri di medie dimensioni col la pelle

450gr di spinaci freschi tagliati a pezzetti

5 grosse patate, sbucciate e affettate

¼ tazza (diviso a metà) di olio extravergine di oliva

3 spicchi d'aglio schiacciati,

1 cucchiaino di rosmarino essiccato, tritato finemente

2 foglie giovani di menta fresca tritata

1 limone spremuto

1 cucchiaino di sale da cucina

Preparazione:

Sbucciare e affettare le patate. Disporne uno strato di base in una pentola profonda dal fondo pesante. Stendere la metà del vostro olio d'oliva sopra le patate. A questo punto aggiungere gli spinaci tagliati a pezzi e ricoprire con l'olio rimanente. Aggiungere l'aglio schiacciato, il rosmarino, la menta ed il succo di limone.

Salare abbondantemente gli sgombri. Disporre lo strato finale in pentola e coprire con il coperchio.

Cuocere per 45 minuti a fuoco medio basso.

Valori nutrizionali per porzione: calorie: 244, proteine: 14g, carboidrati: 19,2g, grassi: 12g

42.   Fagioli bianchi cotti lentamente

Ingredienti:

450gr di piselli bianchi

4 fette di bresaola

1 grossa cipolla, tritata finemente

1 spicchio d'aglio schiacciato

1 peperone rosso di medie dimensioni, tritato finemente

1 piccolo peperoncino tritato finemente

2 cucchiai di farina comune

2 cucchiai di burro

1 cucchiaio di pepe di Cayenna

3 foglie di alloro, essiccate

1 cucchiaino di sale

½ cucchiaino di pepe nero macinato al momento

Preparazione:

Far sciogliere due cucchiai di burro a fuoco lento. Aggiungere la cipolla tritata, l'aglio schiacciato, e mescolare bene. Aggiungere poi la bresaola, i piselli, il peperone rosso tritato, il peperoncino, l'alloro, il sale ed il pepe. Mescolare delicatamente con due cucchiai di farina e aggiungere tre tazze di acqua.

Chiudere bene il coperchio e cuocere per 8-9 ore a fuoco basso o 5 ore a fuoco medio alto.

Valori nutrizionali per porzione: calorie: 210, proteine: 4g, carboidrati: 24g, grassi: 12g

43.   Involtini di cavolo nero

Ingredienti:

700gr di cavolo cotto al vapore

450gr di carne magra macinata

2 piccole cipolle, sbucciate e tritate finemente

½ tazza riso a grani lunghi

2 cucchiai di olio d'oliva

1 cucchiaino di sale

½ cucchiaino di pepe nero macinato al momento

1 cucchiaino di foglie di menta tritata finemente

Preparazione:

Far bollire una grande pentola di acqua e ed inserirvi delicatamente i cavoli. Cucinare brevemente, per 2-3 minuti. Colare, premere delicatamente le verdure e mettere da parte.

In una grande ciotola, unire la carne macinata con le cipolle tritate finemente, il riso, il sale, il pepe e le foglie di menta.

Ungere una pentola profonda con un filo d'olio d'oliva. Disporre le foglie su un piano da lavoro, con il dorso rivolto verso l'alto. Prendere un cucchiaio di ripieno a base di carne e posizionarlo in basso al centro di ogni foglia. Piegare i lati superiori e arrotolare bene. Premere i lati e mettere delicatamente in un piatto.

Coprire e cuocere per un'ora a fuoco medio.

Valori nutrizionali per porzione: calorie: 156, proteine: 5,2g, carboidrati: 21g, grassi: 7g

44. Stufato di pollo intero

Ingredienti:

1 pollo intero, circa 1kg e 300gr

280gr di broccoli freschi

200gr di cimette di cavolfiore

1 grossa cipolla, sbucciata e tritata finemente

1 grossa patata, pelata e tritata

3 carote medie tagliate a fette

1 grosso pomodoro, pelato e tritato

Una manciata di fagioli gialli interi

Una manciata di prezzemolo fresco tritato

¼ di tazza di olio extra vergine di oliva

2 cucchiaini di sale

½ cucchiaino di pepe nero macinato al momento

1 cucchiaio di pepe di Cayenna

Preparazione:

Pulire il pollo e cospargere generosamente con un po' di sale. Mettere da parte.

Ungere il fondo di una pentola dal fondo pesante con tre cucchiai di olio d'oliva. Aggiungere la cipolla tritata finemente e soffriggere per 3-4 minuti e poi aggiungere la carota affettata. Continuare la cottura per altri cinque minuti.

A questo punto aggiungere il restante olio, le verdure, il sale, il pepe nero, il pepe di cayenna e disporvi sopra il pollo. Aggiungere una tazza di acqua e coprire.

Cuocere a fuoco lento per un'ora.

Valori nutrizionali per porzione: calorie: 290, proteine: 31g, carboidrati: 39g, grassi: 6g

45. Vitello con gombo e carciofi

Ingredienti:

200gr di spalla di vitello, pezzetti di braciole

450gr di gombo, sciacquato e tagliato

3 grandi carciofi tagliati a metà

2 pomodori medi, tagliati a metà

2-3 cimette di cavolfiore fresco

2 tazze di brodo vegetale

Una manciata di broccoli freschi

3 cucchiai di olio extravergine d'oliva

1 cucchiaino di sale dell'Himalaya

½ cucchiaino di pepe nero macinato al momento

Preparazione:

Ungere una pentola profonda con tre cucchiai di olio d'oliva. Mettere da parte.

Tagliare ogni gombo a metà longitudinalmente e mettere in un piatto. Aggiungere metà del pomodoro, i carciofi, le cimette di cavolfiore, una manciata di broccoli freschi, disporvi sopra le braciole di carne.

Condire con sale e pepe e aggiungere due tazze di brodo vegetale. Mescolare bene e coprire.

Cuocere per 45 minuti a fuoco medio alto, oppure due ore e oltre a bassa temperatura.

Valori nutrizionali per porzione: calorie: 281, proteine: 19,6g, carboidrati: 17,4g, grassi: 15,5g

ALTRI TITOLI DELLO STESSO AUTORE

70 ricette efficaci per prevenire e risolvere i vostri problemi di sovrappeso: bruciate velocemente le calorie con una dieta appropriata ed una alimentazione intelligente

Di

Joe Correa CSN

48 ricette per risolvere i problemi di acne: un modo veloce e naturale per porre fine ai vostri problemi di acne in meno di 10 giorni!

Di

Joe Correa CSN

41 ricette per prevenire l'Alzheimer: riducete o eliminate il vostro stato di Alzheimer in 30 giorni o meno!

By

Joe Correa CSN

70 ricette efficaci contro il cancro al seno: per prevenire e combattere il cancro al seno con una alimentazione intelligente e cibi efficaci.

Di

Joe Correa CSN